Die Gasteiner Kurfibel

Von

Dr. Alois Windischbauer
Bad Gastein

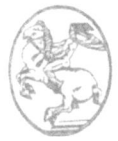

Springer-Verlag Wien GmbH

1953

Alle Rechte, insbesondere das der Übersetzung in fremde Sprachen und der Verbreitung durch Rundfunk, vorbehalten.

Copyright 1953 by Springer-Verlag Wien

Ursprünglich erschienen bei Springer-Verlag Vienna 1953

ISBN 978-3-662-24138-7   ISBN 978-3-662-26250-4 (eBook)
DOI 10.1007/978-3-662-26250-4

Vom Sinn.

Erklärungen und kleine Winke sollen dem Gasteiner Badegast eine nützliche Kur gestalten. Die Anleitung ist allgemein verständlich und knapp gehalten. Die wissenschaftliche Begründung findet sich in den am Schluß erwähnten Veröffentlichungen.

Das Problem des Alterns beschäftigt heute die Neue Welt. Den bewährten Jugendquell besitzt die Alte Welt. Die Therme des Weltdorfes Bad Gastein vermag Lebenskraft und Lebenslust wiederzuerwecken.

Die Gasteiner Therme entspringt in Bad Gastein aus 17 Quellen rechts vom Wasserfall; nur zwei Quellen liegen auf der linken Seite. Aus den Felshängen sprudeln täglich über 4500000 Liter Wasser; vollkommen klares, geruch- und geschmackloses, jedoch naturheißes Wasser. $48,3^0$ C (119^0 F) beträgt die Temperatur am heißesten, $16,1^0$ C (61^0 F) am kühlsten Quellursprung. Diese aus dem Erdinnern stammende Wärme ist gepaart mit beträchtlicher Radioaktivität; ein seltenes Vorkommnis. Der Radiumgehalt beträgt je Liter bis zu $154,10^{-12}$g in fester Form und außerdem bis zu 390 Mache-Einheiten (141 Millimikrocurie) in Gasform; der Thoriumgehalt beträgt je Liter bis zu $29,10^{-5}$g; überdies sind Spuren Uran enthalten.

Die Gasteiner Therme, schon vor Jahrhunderten als heilsam erkannt, besitzt körperwirksame Kräfte. Je nach ihrer Wirkungsart unterscheidet man: radioaktive Wirkkraft, die durch radioaktive Strahlung wirkt, und nichtradioaktive Wirkkraft, die durch besondere Beschaffenheit des Wassers und durch bestimmte Eigenschaften darin gelöster Stoffe wirkt.

Die Gasteiner Therme beschleunigt den Abbau des Nebennierenmark-Hormones Adrenalin; sie verstärkt die Durchblutung der feinsten Gefäße, wirkt entquellend auf die Bindegewebsfasern und Deckzellen, erhöht dadurch die Gewebsdurchlässigkeit, wirkt dem Zusammenklumpen der Stoffteilchen, einer Begleiterscheinung des Alterns, entgegen.

Den gesamten Heilschatz, gasförmige und feste Wirkstoffe vereint, birgt nur das Wasser der Gasteiner Therme. Die Gasteiner Luft enthält bloß Thermalgase. Nur die im Thermalwasser gelösten radioaktiven und Edelgase gehen zum Teil in die umgebende Luft über. Die Thermalgase steigen aber außerdem, ungebunden an Wasser, direkt aus der Tiefe durch Felsklüfte auf; besonders auffällig im Thermalstollen.

Die Gasteiner Therme wirkt also chemisch und physikalisch zugleich.

Das Gasteiner Thermalwasser, aus Dampf des Erdinnern erstmalig flüssig geworden, ist eine sehr dünne Lösung; denn es birgt im Liter mengenmäßig nur wenig, dafür seltene, aus der

Tiefe der Erde stammende, dem gewöhnlichen Wasser fehlende Stoffe. Diese gelösten Stoffe gleichen einer Arznei; sie dienen dem Körper als anorganische Vitamine oder als Baustoffe.

Das Gasteiner Thermalwasser wird seit altersher zum Trinken, vor allem aber zum Baden benützt.

Das Gasteiner Thermalwasser wird zu Heilzwecken getrunken, im Bestreben, seine Wirkstoffe auch innerlich zu verabfolgen, die Schleimhaut des Magen-Darms örtlich zu behandeln, Harnsäure auszuschwemmen, die Harnwege zu spülen.

Das Gasteiner Thermalwasser wird naturbelassen, kalt und warm getrunken: an den Brunnen in den Kurkasinos, im Natur-Dunstbad, im Kurbadehaus; außerdem, mit Kohlensäure versetzt, in Flaschen abgefüllt, als Diät- und Tafelwasser in den Gaststätten.

Das Gasteiner Thermalwasser wird von den meisten Quellen gesammelt, zu Hochbehältern gepumpt, ein Teil dort wegen der für Bäder zu großen Naturwärme, ohne Zusatz von gewöhnlichem Wasser, um 20^0 C (68^0 F) abgekühlt und heiß und kalt getrennt den Hotels und Kurhäusern zugeleitet.

Das Gasteiner Thermalwasser läuft durch den Schutz von Spezial-Leitungen mit einer Temperatur von 40° C (104° F) und einer Radioaktivität von 70 Mache-Einheiten (25 Millimikrocurie) in die Wannen; für Voll-, Halb- und Teilbäder.

Das Gasteiner Thermalbad wird als Warmbad genommen, d. h. mit einer Temperatur von 32 bis 38° C (90 bis 100° F). Bei dieser Temperatur ist der Sauerstoffverbrauch des Körpers am geringsten. Schon ein Warmbad in gewöhnlichem Wasser wirkt durch den Hautreiz auf den Körper. Heilwasser reizt die Haut stärker und nachhaltiger. Das Warmbad an und für sich erweitert die meist nur wenig durchbluteten Hautgefäße; im Gasteiner Thermalwasser geschieht dies in noch erhöhtem Maße infolge Verminderung des gefäßverengernden Adrenalins.

Die Hautgefäße sind sehr aufnahmefähig, und wenn sie sich weiten, kann der Blutgehalt der Haut bis auf das Dreißigfache steigen. Das zusätzlich notwendige Blut strömt aus den Blutspeichern in den Kreislauf. Locken aber wärmere oder lang dauernde warme Bäder mehr Blut an, so reichen die Reserven nicht aus. Übermäßiger Blutzufluß in die Haut, erkennbar am veränderten

Blutdruck, geht dann auf Kosten der übrigen Organe. Badetemperatur, Badedauer, Zahl der badefreien Tage sind deshalb dem Einzelfall anzupassen; besonders genau bei erhöhter Reaktionsbereitschaft oder bei knapper Blutversorgung der Zentralorgane.

Auch die Magen-Darmtätigkeit wird durch die Blutverlagerung in die Haut gedrosselt; Verstopfung ist z. B. ein bekanntes Badeübel. Wärmeeinwirkung auf die Haut verringert den Magensaft, was besonders zu berücksichtigen ist bei älteren Leuten, die häufig zu wenig oder gar keine Salzsäure mehr haben. Zwerchfellhochstand ist die Folge, wofür Kranke mit Herzbeschwerden besonders empfindlich sind. Darum bewähren sich bei den Badekuren die magensaftlockenden Bittermittel.

Wegen des Blutabstromes in die Haut soll man nicht nach dem Essen baden, weil die Verdauungsorgane dann kein Blut entbehren können. Auch die Nahrungsaufnahme unmittelbar nach dem Bad ist unzweckmäßig; denn es braucht geraume Zeit, bis das Blut ins Körperinnere zurückgekehrt ist. Aus diesem Grunde muß mindestens einstündige Bettruhe nach dem Bad eingehalten werden. Schwitzen ist zu vermeiden, da Überwärme den Rückstrom des Blutes hemmt.

Morgens nüchtern ist das Blut am wenigsten beschäftigt und die Blutspeicher sind am besten gefüllt. Der Blutabstrom in die Haut beeinträchtigt zu diesem Zeitpunkt nicht die anderen Organe. Neuestens fand man, daß die Nebennieren, die sogenannten Lebensretter und Entzündungshemmer, zwischen sechs und zehn Uhr morgens am leistungsfähigsten und daher voll einsatzfähig sind. Auch das Gefäßzentrum im Gehirn hat morgens die beste Spannkraft.

Im Gasteiner Thermalbad soll man sich ruhig verhalten; nur dann lagern sich während des Badens die Wirkstoffe auf die Haut und werden durch das Hautfett aufgenommen. Einseifen oder übermäßiges Abtrocknen wirken diesem Vorgang entgegen, sind also nachteilig.

Durchblutung und Durchlässigkeit der Haut nehmen mit dem Alter ab; sie sind z. B. beim Vierzigjährigen schon um die Hälfte geringer als beim Kind; sie können aber durch trockenes Bürsten der Haut vor dem Bade gesteigert werden. Das Trockenbürsten läßt Kältegefühl selbst in der kühlen Jahreszeit auch bei der in alten Gasteiner Büchern erwähnten „gedeihlichen" Badetemperatur (35° C = 95° F) nicht aufkommen. Bei empfindlichem Unterleib ist überdies das Unterlegen eines gefalteten Handtuches auf die Sitzstelle im Bade nützlich.

Da Massage und Wärme die Durchblutung erhöht, wird die Umgebung kranker Körperteile mit dem Unterwasserstrahl behandelt. Dazu öffnet man den Hahn eines ins Badewasser hängenden Schlauches, dem wärmeres Thermalwasser unter Druck entströmt. Übermäßiger Druck oder zu lange Dauer dieser Unterwasserbehandlung können als zu starker Reiz Schmerz verursachen oder vermehren. Der Schlauch hat unter Wasser zu bleiben, darf nicht ständig auf die gleiche Stelle gerichtet sein, sondern muß langsam bewegt und soll überhaupt nur für wenige Minuten am Schluß benützt werden; auch würde sonst das Bad zu warm.

Der Wasserdruck drängt das Zwerchfell hoch; deshalb langsam ins Bad steigen und es nur allmählich verlassen. Ist der Körper dann bis zum Kinn im Wasser, also im Vollbad, schützt gerade der Wasserdruck vor zu starkem Einströmen des Blutes in die Haut und damit vor Kollaps; alles wichtig bei anfälligem Kreislauf. Vorbeugend wirkt reiner oder mit Anregungsmittel versetzter Traubenzucker, den man im Mund zergehen läßt.

Im Warmbad führt der Wasserdruck zu vermehrter Harnbildung; besonders in radioaktivem Wasser.

Die Dauer der Badekur wird in Badewochen gerechnet; meist sind vier Badewochen angemessen; denn zu viele Thermalbäder können ebenso wie gehäufte oder zu stark dosierte die Badereaktion auslösen.

Die Badereaktion — Kennzeichen der Überwirkung — ist eine Rhythmusstörung des unwillkürlichen Nervensystems. Rhythmusänderung bedeutet Versorgungsänderung; örtlich spürbar als Schmerz, dem Signal der Unterversorgung von Muskeln, Gelenken oder Nerven; allgemein fühlbar als Unbehagen, der Mangelmeldung des Zwischenhirns, dem Sitz der Gemeingefühle. Keinesfalls ist Badereaktion die Voraussetzung für den Kurerfolg; im Gegenteil: sie erheischt schwächere Dosierung. Bei Wetterstörung, zumal bei Föhn, kommt es leichter zur Badereaktion.

Badereaktion ist bei der Radiumkur besonders häufig. In Bad Gastein erfolgt sie mitunter sogar ohne Bad, da in 24 Stunden gleich viel gasförmiges Radium (Radon genannt) durch die bloße Einatmung der Luft aufgenommen wird wie in einem halbstündigen Thermalbad. Diese Tatsache ist zu beachten, zumal die radioaktive Strahlenwirkung mit der Höhe (Ortszentrum 1012 m) zunimmt.

Eine radioaktive Eigentümlichkeit ist die Spätreaktion (oft sechs bis acht Wochen nach Beendigung der Kur). Sie beweist die nachhaltige Depotwirkung, verlangt aber zugleich Kreislaufkontrolle noch einige Zeit nach der Gasteiner Kur, um zu starker Blutdruckschwankung zu begegnen.

Der endgültige Gasteiner Kurerfolg tritt somit gar nicht selten verspätet ein.

Unter Umständen kann es zweckmäßig sein, die Wirkung des Gasteiner Thermalbades zu verstärken durch zusätzliches Einatmen der drei radioaktiven und der Edelgase der Gasteiner Therme: in naturwarmer Luft im Natur-Dunstbad, in naturheißer Luft im Thermalstollen. Die Überwärmungsbehandlung im Thermalstollen verlangt jedoch wegen des höheren Sauerstoffverbrauches voll leistungsfähigen Kreislauf.

Unter Wasser beträgt das Körpergewicht bloß ein Zehntel. Unter Wasser funktionieren daher auch geschwächte Muskeln (z. B. nach Lähmungen) oder überlastete Muskeln (z. B. bei versteifenden Gelenken oder bei Übergewicht). Das Unterwasserbassin im Badehospiz ermöglicht Unterwasserbehandlung im durchblutungsfördernden Gasteiner Thermalwasser.

Auch Trockenmassage ist während der Badekur oft nützlich; aber nicht unmittelbar nach dem Thermalbad; die noch auf der Haut haftenden Wirkstoffe würden sonst weggerieben. Ebenso ist Massage gleich nach dem Essen unzweckmäßig, da die bessere Durchblutung der Muskeln jene der Verdauungsorgane zur Unzeit kürzen würde.

Mit den natürlichen Heilkräften der Gasteiner Therme vereinen sich die natürlichen Wirkkräfte des Höhenklimas, sich gegenseitig in der Wirkung steigernd. So kommt die Blutvermehrung infolge geringerer Sauerstoffspannung in der Höhenluft durch den Einfluß der Gasteiner Therme sogar noch bei Blutarmut im Alter zustande.

Eine Badekur ist nicht blindlings durchzuführen. Es ist ein Merkmal der Gasteiner Kur, daß oft während der Kur Herde zufolge der erhöhten Gewebsdurchlässigkeit zu streuen beginnen. Für den Kurverlauf ist auch das Entzündungsstadium von Bedeutung. Frische Erkrankungen scheiden überhaupt aus; sie sind erst kurreif, wenn das Fieber geschwunden ist und die Entzündungszeichen im Blut zumindest in Rückbildung begriffen sind.

Die Badekur soll vorbeugen und wiederherstellen. Schon um das 33. Lebensjahr erreicht das Gefäßnetz seine größte Ausdehnung. Dann ist der Zeitpunkt für die Badekuren gekommen; denn der Verfall der Gefäße löst das Altern aus. Die vermehrte Durchblutung vernachlässigter Gefäßbezirke ist aber gerade die kennzeichnende Wirkung warmer Heilwässer; besonders des Gasteiner Thermalwassers durch die nachhaltige Drosselung des gefäßverengernden Hormones.

Die radioaktive Strahlung wirkt vor allem auf den Zellkern. Schwache Strahlung, wie jene der Gasteiner Therme, zerstört nicht, sondern steigert die Tätigkeit des Zellkerns. Die radioaktiven Stoffe häufen sich und wirken dadurch verstärkt in fettstoffreichen Organen; u. a. in den Nebennieren, in der Hirnanhangdrüse, im Zwischenhirn; nützlich bei nachlassender Leistung dieser Steuerorgane in den Wechseljahren; deshalb die guten Gasteiner Kurerfolge in den Übergangsjahren.

Hast und Sorge, Plagegeister des Lebenskampfes, erschöpfen die Steuerorgane. Körper,

Geist und Seele sind dabei beteiligt. Nur ihre gemeinsame Entspannung vermeidet eine Sisyphusarbeit der Gasteiner Therme. Besonders die Denker und die Unglücklichen vermöchten nach Hufeland, dem Badearzt Goethes und Schillers, nur mit Mühe den Grundsatz zu befolgen: „Freue Dich, und sey müßig!" Und dabei müsse doch vor allem „die Anstrengung der Denkkraft" beim Kurgebrauch vermieden werden.

Ablenkung ist bei der Badekur notwendig; am wirksamsten durch die Naturschönheit Gasteins, die gleichsam Vitamine auch für die Seele spendet. Die Gasteiner Gebirgslandschaft ist reich an Leckerbissen für Auge und Gemüt. Wer immer kann, durchwandere die zahlreichen Promenaden und Pfade im mehrfach verzweigten Tal oder lasse sich durch Seilbahnen bis über die Waldgrenze emporführen.

Die Gasteiner Therme hat zwei wissenschaftliche Paten: vor Jahrhunderten beurteilte Paracelsus den heißen Quell; zu Beginn unseres Jahrhunderts entdeckte Curie die Strahlungskraft der Gasteiner Therme. Und je mehr sich die Forschung vertiefte, desto bedeutsamer erwies sich die Heilkraft dieses unscheinbaren, heißen Wassers.

Literaturverzeichnis.

Zum Krebsproblem. Wien. klin. Wschr. 1937, Nr. 49 und 50.
Diätetik in Bad Gastein. Bad Gasteiner Badeblatt 1939.
Die Insuffizienz der Oberfläche als Krankheitsbegriff. Wien. med. Wschr. 1941, Nr. 10.
Die gezielte Gasteiner Kur. Mora, Salzburg 1946.
Der Rheumatismus — ein Kapillarproblem. Wien. klin. Wschr. 1948, Nr. 18.
Zur Rheumafrage. Baur, St. Johann 1949.
Curie und das Wildbad Gastein. Z. physik. Therapie, Bäder- und Klimaheilkunde 1949, Nr. 7/8.
Blutdruck und Gasteiner Kur. Wien. med. Wschr. 1950, Nr. 3/4.
Zur Gasteiner Kur. Wien. med. Wschr. 1950, Nr. 7/8.
Anzeigen und Gegenanzeigen der Gasteiner Kur. Wien. med. Wschr. 1950, Nr. 45/46.
Ergebnisse der Gasteiner Kur. Wien. med. Wschr. 1952, Nr. 16.
Zur Badekur. Die Medizinische. 1953, Nr. 19 (Sonderheft für Balneologie und mediz. Klimatologie).

Die natürlichen Heilkräfte von Bad Gastein

Von

Dr. Alois Windischbauer
Bad Gastein

Mit 2 Textabbildungen und
16 Bildtafeln

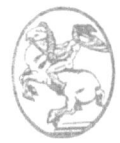

Springer-Verlag Wien GmbH
1948

A. Windischbauer
Die natürlichen Heilkräfte von Bad Gastein

Vorwort des Verfassers.

Der Brauch, das Wasser heißer Quellen für Heilzwecke zu benützen, ist uralt. Auch die Geschichte der Gasteiner Heilquellen reicht Jahrhunderte zurück. Das Seltsame ist dabei, daß mehr als sonst in der Heilkunde auch heute noch fast ausschließlich die Erfahrung allein die Anwendung dieser natürlichen Heilmittel bestimmt. Es ist daher zu verstehen, daß gelegentlich Nichteingeweihte die Wirksamkeit überhaupt anzweifeln. Dieser Ansicht widerspricht aber schon die Tatsache, daß der Zustrom von Heilungsuchenden während so langer Zeit anhielt, besonders wenn man bedenkt, wie beschwerlich einstmals die Reise vor allem für Kranke war. Dafür müssen Gründe vorhanden sein. Werbung gab es damals noch nicht. Also kann nur die Kunde jener zum Besuch des Bades angeregt haben, die dort Heilung oder Linderung gefunden hatten.

Schon in alter Zeit reizte es menschlichen Wissensdurst, das Wesen dieser Heilwirkung zu ergründen. Die Entwicklung der Ansichten darüber läßt sich an Hand der zahlreich vorhandenen Schriften weit zurück verfolgen. Immer wieder wurden die jeweils neuesten naturwissenschaftlichen Erkenntnisse dazu benützt, die rätselhafte Wirkung der heißen Quellen zu erklären. Wie schon öfter in der Vergangenheit, sei im nachfolgenden wieder einmal der· Versuch unternommen, die Heilfaktoren von Bad Gastein und deren Wirkung im Lichte der Wissenschaft unserer Zeit darzustellen.

Bad Gastein, im Jänner 1948.

A. Windischbauer

A. Windischbauer
Die natürlichen Heilkräfte von Bad Gastein

Inhaltsverzeichnis.

Der Ursprung der Therme. — Berichte und Quelluntersuchungen aus der Zeit von 1480 bis 1780. — Analysen und Ansichten über die Therme in der Zeit von 1780 bis 1900. — Die Erschließung einer neuen Thermalquelle. — Der Badeschlamm. — Physikalische Untersuchungen und Eigenschaften des Thermalwassers. — Die Radioaktivität. — Der Begriff „Heilwasser". — Die jüngsten Analysen der Gasteiner Heilquellen. — Die Thermalwasser-Zuleitung zum Bad und dessen Formen. — Auch die Radioaktivität ist nicht der allein wirksame Heilfaktor. — Der Thoriumgehalt. — Das Wildwasser. — Die Spurenelemente. — Die Quellsinter. — Zusammenhänge mit dem Goldbergbau. — Der Kieselsäuregehalt. — Der Argon- und Heliumgehalt. — Versuchs- und Vergleichswässer. — Biologische Wirkungen an Pflanzen. — Die Wirkung auf Wundbakterien. — Biologische Wirkungen auf tierische Organismen. — Versuche mit der sogenannten Traubezelle. — Von der entgiftenden Wirkung. — Der Fervor-Effekt. — Versuche am menschlichen Organismus. — Vom Altern des Thermalwassers. — Mineralvergleich der Thermalquellen. — Von der Herkunft der Therme. — Die Bodenemanation. — Die besonderen Luftverhältnisse im allgemeinen. — Die elektrische Ladung der Luft in Bad Gastein. — Die Ionisation der Luft in Bad Gastein. — Der Radongehalt der Luft in Bad Gastein. — Das Klima im allgemeinen. — Von den Niederschlägen. — Vom Wind. — Das Höhenklima. — Veraltete Formen des Thermalwassergebrauchs. — Das Dunstbad. — Vom Trinken des Thermalwassers. — Literatur-, Namen- und Sachverzeichnis.

A. Windischbauer
Die natürlichen Heilkräfte von Bad Gastein

Verzeichnis der Bildtafeln.

I. Bad Gastein. — II. Austrittsgebiet der Gasteiner Therme im Jahre 1863. — III. Die heute vorhandenen Thermalaustritte in Bad Gastein. — IV. Die Fledermaus-Quelle. — V. Nebelkammerbilder. — VI. Reissacheritablagerungen zwischen Algenfäden. Radiographien mit getrocknetem Reissacherit-Pulver. — VII. Alte Thermalwasserleitung mit Holzröhren (1865). Neuzeitliche Ausführung der Thermalwasserleitungen. — VIII. Die Elisabeth-Quelle. — IX. Der Rudolf-Stollen. — X. Der linke Austritt der Rudolf-Quelle. — XI. Stimulationswirkung des Thermalwassers auf Kürbispflanzen. — XII. Hemmung des Alterns bei der Traubezelle durch Thermalwasser. — XIII. Der obere Wasserfall von Bad Gastein. — XIV. Messung der Luftionisation mit dem Ebertschen Ionenaspirator. — XV. Armkasten und Ganzkasten im Naturdunstbad von Bad Gastein. — XVI. Neuzeitliches Thermalbad in Bad Gastein.

A. Windischbauer
Die natürlichen Heilkräfte von Bad Gastein

Aus den Besprechungen.

„... Der Autor hat einerseits in mühevoller Arbeit jahrhundertalte Literatur, die bei diesem bedeutendsten Bad Österreichs besonders umfangreich ist, gesichtet und anderseits die zahlreichen Beobachtungen und Versuchsergebnisse des Forschungsinstitutes Gastein wissenschaftlich zusammengefaßt... Die Monographie ist eine ausgezeichnete Zusammenstellung der bisherigen medizinischen und naturwissenschaftlichen Erfahrungen über die Heilfaktoren dieses Bades."
Wiener Medizinische Wochenschrift

„... Der bekannte Gasteiner Arzt, Dr. *A. Windischbauer*, hat sich der Aufgabe unterzogen, den heutigen Stand der Forschungsergebnisse über die Heilkräfte von Gastein festzulegen und kritisch zu besprechen. Es handelt sich also nicht etwa um die Indikationen der Gasteiner Kur oder um ihre Technik, sondern ausschließlich um die Analyse der wirksamen Heilfaktoren selbst, in erster Linie natürlich der Therme. Eine fast verwirrende Fülle von Einzelheiten ist hier niedergelegt, beginnend von der Untersuchung der Quellen, ihren physikalischen, chemischen und biologischen Eigenschaften. Die Frage der Radioaktivität, des Thoriumgehaltes, der Spurenelemente, die Wirkung auf pflanzliche und tierische Organismen sowie auf den Menschen, die elektrische Ladung, Ionisation und Radongehalt der Luft, das alles und noch vieles mehr wird nach dem neuesten Stand der Forschung dargestellt. Als Leitfaden dient immer wieder die Frage, wo eigentlich der „Quellgeist" steckt, was also die empirisch so lange erwiesene Wirkung von Bad Gastein verursacht..." *Wiener klinische Wochenschrift*

A. Windischbauer
Die natürlichen Heilkräfte von Bad Gastein

„... Es ist fesselnd, die Arbeiten zu verfolgen, die seit dem Ausgang des Mittelalters der chemischen Erforschung der Gasteiner Heilquellen gewidmet sind. Sie beginnen mit *Paracelsus*, dessen chemische Angaben freilich schwer deutbar sind... Die Arbeit gibt eine Übersicht über altes und neues Wissen und vermittelt wertvolle Anregungen."
Schweizerische Medizinische Wochenschrift

„... Wer sich speziell für Balneologie interessiert, wird das Werk *Windischbauer*s mit Nutzen lesen..."
Praxis, Bern

„... In erschöpfender Weise hat der Verfasser in dieser Monographie die gesamte Literatur über Bad Gastein zusammengestellt und die Wirkung seiner Quellen vom heutigen medizinischen Standpunkt aus kritisch beurteilt..."
Zeitschrift für Rheumaforschung, Frankfurt/M.

A. Windischbauer: Die natürlichen Heilkräfte von Bad Gastein, X, 116 Seiten, 1948, S 32.—, DM 8.—, $ 1.90, sfr. 8.20, ist wie „Die Gasteiner Kurfibel" desselben Verfassers durch jede Buchhandlung zu beziehen.

GPSR Compliance
The European Union's (EU) General Product Safety Regulation (GPSR) is a set of rules that requires consumer products to be safe and our obligations to ensure this.

If you have any concerns about our products, you can contact us on

ProductSafety@springernature.com

In case Publisher is established outside the EU, the EU authorized representative is:

Springer Nature Customer Service Center GmbH
Europaplatz 3
69115 Heidelberg, Germany

www.ingramcontent.com/pod-product-compliance
Ingram Content Group UK Ltd.
Pitfield, Milton Keynes, MK11 3LW, UK
UKHW041943230426
12048UKWH00008B/101